DOCTEUR R. CHAUVEAU
DE L'UNIVERSITÉ DE PARIS

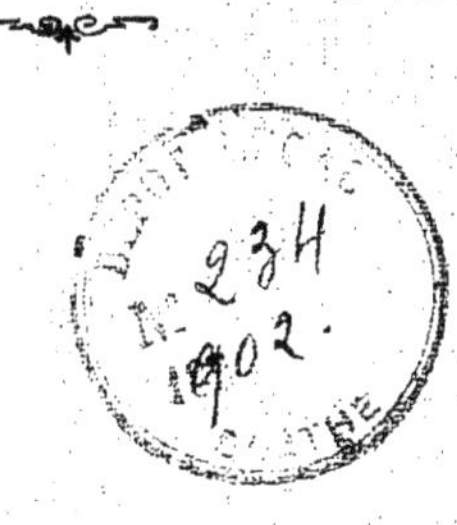

De l'Évidement Osseux

Dans la

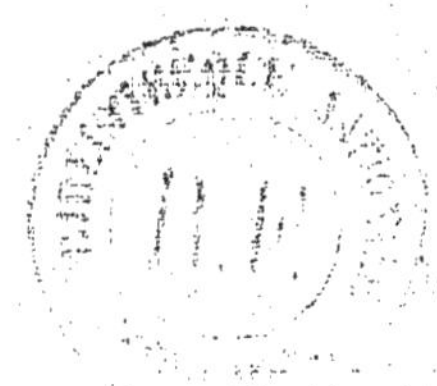

Résection du Genou

Pour

Tumeurs blanches graves

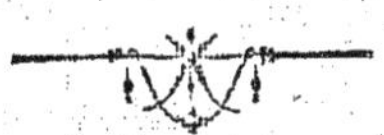

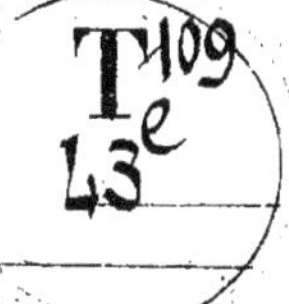

PARIS
INSTITUT INTERNATIONAL DE BIBLIOGRAPHIE SCIENTIFIQUE
93, Boulevard Saint-Germain, VI.

1902

TEUR R. CHAUVEAU
)E L'UNIVERSITÉ DE PARIS

e l'Évidement Osseux

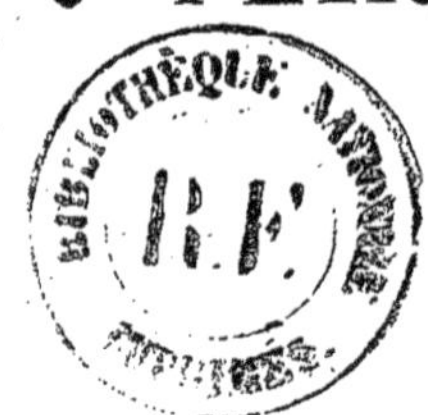

Dans la

Résection du Genou

Pour

Tumeurs blanches graves

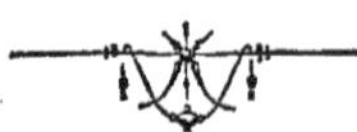

PARIS
INSTITUT INTERNATIONAL DE BIBLIOGRAPHIE SCIENTIFIQUE
93, Boulevard Saint-Germain, VI.

1902

A LA MÉMOIRE DE MON PÈRE

A LA MÉMOIRE DE MA MÈRE

A MES FRÈRES

A MES PARENTS

A MES AMIS

A MES MAITRES

DE L'ÉCOLE DE MÉDECINE D'ANGERS

A MES MAITRES

DE LA FACULTÉ DE MÉDECINE DE PARIS

A MON PRÉSIDENT DE THÈSE

MONSIEUR LE PROFESSEUR TERRIER

CHIRURGIEN DES HÔPITAUX,

MEMBRE DE L'ACADÉMIE DE MÉDECINE,

COMMANDEUR DE LA LÉGION D'HONNEUR

AVANT-PROPOS.

Depuis longtemps déjà la résection du genou est devenue le traitement des tumeurs blanches non améliorées par l'immobilisation ni par les révulsifs.

Mais, dans certains cas, *reconnus graves*, beaucoup de chirurgiens préfèrent encore recourir d'emblée à l'amputation.

Cependant, grâce à l'antisepsie et à l'asepsie, la chirurgie devrait, de nos jours, et dans ces cas, devenir plus conservatrice, « plus morale », disait Ollier. C'est en perfectionnant la technique opératoire de la résection du genou que l'on arrivera à restreindre de plus en plus les indications de l'amputation.

Aussi voudrions-nous exposer ici la méthode suivie, avec succès d'ailleurs, par le Dr H. Delagénière (du Mans), qui, systématiquement,au cours de la résection du genou pour les tumeurs blanches graves, pratique l'évidement des épiphyses et, en cas de nécessité, des diaphyses.

Mais, dès le début de ce travail, qu'il nous soit permis de lui offrir l'expression de nos plus sincères remercîments pour les notes et observations qu'il a gracieusement mises à notre disposition.

Que Monsieur le Professeur Terrier daigne agréer le témoignage de notre respectueuse reconnaissance pour le grand honneur qu'il nous fait en acceptant de présider cette thèse.

I.

Par tumeurs blanches suppurées graves nous entendons ces formes d'arthrites tuberculeuses du genou arrivées à la période de suppuration et ayant envahi la diaphyse d'un ou des deux os. Nous nous occuperons des formes ouvertes et des formes non ouvertes, laissant de côté les formes aiguës et à marche rapide.

Ce qui nous importe, aujourd'hui, c'est l'étendue matérielle de la lésion, qui comporte une intervention large et complète pour devenir efficace.

Les travaux modernes ont séparé, au point de vue de la résection du genou, les tumeurs blanches des enfants de celles des adultes en réservant l'opération sanglante à ces dernières, tandis que les méthodes conservatrices s'appliquaient aux premières.

C'est que les mauvais résultats de la résection du genou chez l'enfant légitiment en quelque sorte les méthodes d'abstention : en effet, dit Ollier, « la résection peut amener des arrêts de développement énormes, chez les jeunes enfants, et être suivie de déformations secondaires qui rendront très défectueux un résultat jugé tout d'abord excellent » (1). De plus, dans l'enfance, les lésions tuberculeuses ont une tendance plus grande à la guérison spontanée (2), ou

(1) Ollier. *Traité des résections* (1891), t., III, p. 272.
(2) Calot. *Archives provinciales de Chirurgie* 1900, p. 621.

à la guérison provoquée par des opérations partielles telles qu'arthrotomie, abrasion des foyers, synovectomie, évidement articulaire (1), etc.

Dans le jeune âge la résection amène bien la guérison de l'arthrite, mais la suppression totale ou partielle des cartilages diarthrodiaux a pour conséquence l'arrêt de développement du membre qui peut amener un raccourcissement plus ou moins considérable suivant l'âge du sujet. D'après Ollier, ce raccourcissement peut atteindre 25 centimètres, si la résection a été pratiquée avant l'âge de cinq ans.

On observe encore chez les jeunes réséqués des déviations du membre qui se fléchit soit en avant soit en arrière, ou, au contraire, en dehors ou en dedans, suivant que le cartilage de conjugaison a été détruit incomplètement en un point où il continue sa fonction.

Chez l'adulte rien de semblable à craindre; aussi la résection du genou constitue-t-elle l'opération de choix.

Les travaux modernes depuis les progrès réalisés dans les méthodes antiseptiques et aseptiques ont démontré l'innocuité presque absolue de l'opération (2). D'autre part, les résultats orthopédiques sont excellents et d'autant meilleurs que l'opération est pratiquée plus tôt, c'est-à-dire lorsque les lésions sont encore limitées.

Mais les ressources chirurgicales sont plus restreintes, quand les lésions sont plus anciennes, quand la tuberculose s'est étendue à la diaphyse et surtout quand des accidents septiques sont venus s'ajouter à l'infection bacillaire. Dans

(1) Ollier, *Loc. cit.*, p. 286.
(2) Voir G. Bœckel. *Bulletin Acad. de médecine* 1899, p. 463 et Lucas-Championnière. *Bull. et mém. Soc. de chirurgie*, 30 juillet 1899.

ces cas, l'opération doit être très étendue pour dépasser les limites du mal, c'est-à-dire pour remplir les conditions requises pour la guérison.

Ollier, du reste, à ce sujet, s'exprime en ces termes :

« La résection totale, supprimant du coup la totalité des « tissus où ont chance de se trouver des foyers tuberculeux, « c'est-à-dire tout le tissu spongieux de l'épiphyse et, au « au besoin, une partie de la diaphyse, est la seule opération « qui donne de sincères garanties pour l'avenir dans les « ostéo-arthrites anciennes et à limites indécises. Une coupe « régulière de toute l'épaisseur de l'os, est, en outre, la « meilleure condition pour une soudure rapide et défini- « tive. »

Mais, comme le fait remarquer le même auteur (1), la résection dans certains cas, pour être suffisante, doit être très étendue de sorte que le raccourcissement du membre sera très considérable.

D'autre part, en partant de très loin de l'articulation, la section osseuse fera mettre en contact des petites surfaces osseuses peu aptes à amener une soudure des os résistante et solide. Le résultat orthopédique d'une telle résection sera donc défectueux en admettant que la guérison de la tumeur blanche ait été obtenue ; de telle sorte que dans des conditions semblables la plupart des chirurgiens préfèrent recourir d'emblée à l'amputation. C'est aussi l'opinion émise par Ollier, quand on rencontrera des lésions diffuses et profondes (2).

(1) Voir aussi P. Bœckel. *Considérations sur la résection du genou*. Paris, Alcan, 1892.

(2) Ollier. *Loc. cit.*, p. 284.

Or, malgré cette opinion de l'illustre chirurgien, M. Delagénière pense que, même dans beaucoup de cas défavorables, lorsque les lésions tuberculeuses sont étendues à la diaphyse et n'ont pas de limites précises, on peut pratiquer une bonne résection, c'est-à-dire, laisser au malade un membre solide et de longueur convenable avec lequel il marchera et pourra gagner sa vie.

Nous avons vù ce chirurgien pratiquer des résections du genou pour des cas graves et obtenir des succès par de larges évidements des extrémités osseuses ; il a été jusqu'à pratiquer des évidements en gouttière de la diaphyse absolument comme s'il s'agissait d'une ostéomyélite, et il a, dans nombre de cas pour lesquels l'amputation paraissait être le seul mode de traitement, obtenu des résultats excellents.

II.

Les indications de l'évidement osseux au cours d'une résection du genou paraissent à première vue difficiles à préciser.

Lorsqu'on intervient après la disparition de tous les phénomènes inflammatoires, quand la tumeur blanche est pour ainsi dire guérie, il est inutile d'évider l'os.

Il s'agit dans ces cas d'une simple résection orthopédique le plus souvent pour remédier à une mauvaise attitude de la jambe.

Mais en dehors de ces cas spéciaux, quand d'autres poussées sont à craindre, même si à la vue on n'aperçoit pas de lésions importantes, on devra pratiquer l'évidement de l'épiphyse.

A fortiori, doit-on pratiquer cet évidement dans les cas graves, et dépasser alors l'épiphyse et poursuivre l'évidement plus ou moins loin dans la diaphyse.

Lorsqu'un drainage absolu est nécessaire, on fait cet évidement en gouttière, par exemple dans les cas où il existait des fistules cutanées, ou bien où des séquestres et des foyers purulents étaient trouvés pendant l'opération; dans ces cas, en effet, on a lieu de craindre une infection mixte, d'autres microbes pouvant se trouver associés au bacille tuberculeux.

Si, au contraire, on espère n'avoir à lutter que contre la

seule infection tuberculeuse, on évide simplement l'os et pratique une contre-ouverture cutanée et osseuse à l'extrémité de la partie évidée.

Comme on le voit, la règle absolue que nous avons vu mettre en pratique par M. Delagénière, dans toutes les résections du genou pour arthrites tuberculeuses graves, est de pratiquer l'évidement osseux, évidement d'autant plus étendu et considérable que les lésions sont plus graves.

Il n'y a aucune contre-indication à cette règle ; car, même dans les formes granuliques à marche rapide, l'évidement peut encore rendre des services si l'amputation n'est pas acceptée par le malade.

La résection du genou est donc l'opération de choix, et aussi, malgré les résultats parfois favorables obtenus par quelques chirurgiens au moyen d'opérations plus limitées, telles qu'arthrectomie, synovectomie, évidement partiel (1), devra-t-on lui donner la préférence chez l'adulte en laissant les opérations partielles pour le jeune âge.

(1) Albertin. *Ass. franç. de Chir.*, 1894-1895.

III.

L'évidement osseux, tel que nous l'avons vu pratiquer par M. Delagénière, dans la résection du genou, n'est en somme que l'application des données anatomo-physiologiques devenues classiques depuis les travaux de Ollier sur la reconstitution des os par le périoste.

En conservant le périoste des deux extrémités osseuses évidées, ce périoste secrétera un os nouveau aux dépens duquel se fera la consolidation osseuse, surtout s'il y a eu juxtaposition exacte, au moyen de suture des deux coques osseuses.

Nous assistons en réalité à un double phénomène dont les deux phases se produisent en même temps : la reconstitution de l'os d'une part et la formation du cal d'autre part.

L'anatomie pathologique des lésions tuberculeuses des articulations nous apprend en outre que la lésion initiale est dans la moelle osseuse du tissu spongieux (1) et les canaux de Havers ; et on voit apparaître alors le tubercule qui, d'après Ollier, évoluera de trois façons différentes : ou bien il siège au centre de l'épiphyse, ou au-dessous du cartilage qu'il finit par perforer, ou au-dessous du périoste.

(1) Mauclaire. *Traité de Chirurgie*, III, p. 341.

Le périoste reste donc presque indemne, de sorte que l'évidement des extrémités osseuses, fait complètement et en ne respectant que la coque périostique, présentera toutes les garanties nécessaires d'extirpation totale des tissus infectés. En effet, d'après Gluck (1), les lésions périostiques que l'on peut rencontrer, telles que nodules isolés, dépôts caséeux, sont très rarements primitives.

Presque toujours elles sont secondaires ou simplement inflammatoires.

L'extension de la lésion tuberculeuse, dans la hauteur de la diaphyse, est difficile à apprécier et à évaluer, car nous n'avons aucune donnée théorique précise.

Les tubercules situés au centre de l'épiphyse peuvent, en évoluant, former des foyers enkystés périarticulaires, puisqu'ils ne communiquent pas avec l'articulation. Ces foyers enkystés peuvent, dans certains cas, altérer le cartilage épiphysaire (2).

La lésion peut ensuite s'étendre au canal médullaire, soit en gagnant, de proche en proche, la moelle osseuse, soit en constituant cette lésion spéciale étudiée par Riédel et Le Dentu, sous le nom d'ostéomyélite tuberculeuse.

On devra donc, pour dépasser les limites du mal, prolonger l'évidement aussi loin que l'on découvrira des lésions.

(1) Glüch. *Arch. fur. Klin. Chir.*, Berlin, 1880-1881.
(2) Aldibert. *Ann. des maladies de l'enfance*, 1892.

IV.

La technique opératoire sera, dès lors, facile à déduire de ce qui précède. Et telles sont les règles que M. le Dr H. Delagénière suit dans sa pratique :

1°) Enlever la totalité des tissus osseux et péri-articulaires infectés, en évidant les os assez loin pour dépasser les limites du mal ;

2°) Conserver une coque ou une gouttière ostéo-périostique destinée à regénérer l'os et à former le cal ;

3°) Réserver une large surface de captation des deux coques osseuses pour donner plus d'assise au cal.

Ces règles posées, les principaux temps de l'opération seront les suivants :

« L'incision en U est la plus usitée d'autant plus qu'elle n'empêche pas de pratiquer une incision complémentaire en bas sur le tibia, si c'est nécessaire. L'incision en H d'Ollier nous paraît cependant préférable, surtout dans les cas très graves.

L'ouverture de l'articulation doit être regardée comme indispensable pour évaluer l'étendue des lésions et pour gagner du temps dans une opération toujours assez longue ; il faut seulement prendre soin de ne pas infecter ses doigts au contact des fongosités articulaires.

La résection du genou sans ouverture de l'articulation et

de la synoviale paraît, en effet, difficile à réaliser économiquement ; or, la résection des surfaces articulaires doit toujours être économique, pour obtenir une jambe solide et peu raccourcie.

La rotule doit toujours être enlevée et l'ouverture de l'articulation prolongée de chaque côté.

La section des os doit se faire toujours au même endroit, que l'on appellera « *le lieu d'élection,* » c'est-à-dire le point où la coque osseuse du fémur présente à peu près la même surface que celle du tibia.

Chacun des os à réséquer présente un point de repère : la tête du péroné pour le tibia, la limite supérieure de la face antérieure de la poulie inter-condylienne, pour le fémur. Ces points déterminés, le trait de scie toujours perpendiculaire à l'axe du membre doit passer pour le tibia, juste au-dessus de la tête du péroné sans ouvrir la petite articulation ; et pour le fémur à un centimètre au-dessous du point de repère.

Les os coupés, on procède à l'évidement. Ce temps d'opération se fait à la curette tranchante. Toute l'épiphyse est évidée. On ne laisse que la coque osseuse et le périoste. Si les lésions ont dépassé l'épiphyse et ont envahi la diaphyse, on continue l'évidement avec des curettes plus longues.

Si l'on rencontre dans l'os des séquestres ou des foyers purulents, on prolonge l'incision sur la face interne du tibia ou sur la face externe du fémur ; on décolle le périoste et on fait un évidement en gouttière de la longueur voulue.

L'extirpation des fongosités et de la synoviale se fait comme toujours ; c'est un des temps les plus importants de l'opération, ainsi que l'a fait remarquer M. Lucas-Championnère.

M. Delagénière a l'habitude de suturer les coques osseuses

au moyen de fils de nickel ou d'argent. Deux ou trois points suffisent pour maintenir les os au contact.

On draine toujours et on place un des drains dans une des cavités osseuses. Enfin on applique de suite un appareil plâtré dans lequel on reserve une fenêtre pour le passage du drain.

Ce premier plâtre est laissé en place quinze jours environ. On le remplace alors par un deuxième appareil qui reste environ un mois. La consolidation est alors à peu près complète et on applique un appareil silicaté pour permettre au malade de commencer à marcher.

V

Nous allons maintenant rapporter les observations qui toutes ont été recueillies à la Clinique du Dr Delagénière et qui permettront d'apprécier l'exactitude des considérations qui précèdent.

Ces observations sont au nombre de trente-et-une.

Nous les avons divisées en quatre groupes :

Le premier groupe renferme les cas de résection pour tumeurs blanches graves dont les lésions épiphysaires s'étaient étendues aux diaphyses.

Ces cas, au nombre de quatorze, ont donné quatorze bons résultats définitifs.

Le deuxième groupe comprend cinq cas de tumeurs blanches suppurées du genou avec fusées purulentes, mais sans ouverture extérieure. Ces cinq cas ont donné cinq guérisons opératoires ; une mort par tuberculose pulmonaire, un an après l'opération, et 4 succès complets.

Le troisième groupe comprend les cas suppurés avec fistules cutanées. Il sont au nombre de dix ; deux sont relatifs à des enfants. M. Delagénière a obtenu dix guérisons opératoires ; mais deux morts sont survenues, l'une par méningite tuberculeuse environ neuf mois après l'opération, et l'autre par tuberculose pulmonaire deux ans après l'opération. Sur les huit autres cas, il s'est produit une déviation secondaire chez un enfant réséqué à trois ans, et 7 guérisons complètes.

Enfin le quatrième groupe comprend deux cas de tumeurs blanches suppurées et fistulisées avec ostéomyélite du tibia dans un cas, du tibia et du fémur dans l'autre. Les os ont été évidés en gouttière interne pour le tibia, externe pour le fémur et les malades ont parfaitement guéri.

OBSERVATIONS.

1er GROUPE

OBSERVATION I (Inédite). — [H. DELAGÉNIÈRE] (1). — *Luxation du tibia en avant — Os très ramollis — Evidement. — Guérison.*

La nommée G... Geneviève, âgée de 19 ans, est adressée au Dr Delagénière par le Dr Boiteau, de Foulletourte (Sarthe).

A l'âge de 14 ans, elle a commencé à souffrir de son genou droit; celui-ci s'est déformé en *genu valgum*. Depuis deux ans, les douleurs sont devenues intolérables, le genou est devenu énorme et le tibia s'est luxé en avant. L'état général de la malade est satisfaisant.

Resection du genou le 22 août 1893, avec l'assistance du Dr Bolognesi (du Mans).

(1) N° 812, de la Statistique générale.

La rotule est enlevée, les épiphyses du tibia et du fémur réséquées au lieu d'élection.

Les fongosités très abondantes sont enlevées ainsi que la synoviale, enfin les os très *ramollis* sont évidés dans une étendue de six centimètres de chaque côté. Sutures osseuses aux fils d'argent, drainage, pansement iodoformé et appareil plâtré.

Suites très simples, consolidation parfaite au bout de trois mois. Il existe encore un petit trajet fistuleux qui guérit après une simple injection d'éther iodoformé. La malade est complètement guérie en décembre 1893, la jambe est très solide et la marche parfaite.

Observation II (Inédite). — [Delagénière] (1). — *Genou très douloureux en demi flexion. — Lésions avancées du fémur et du tibia. — Guérison*

M. M..., sœur de l'Enfant-Jésus vient consulter le Dr Delagénière pour une tumeur blanche du genou gauche dont elle souffre depuis plus d'un an. Depuis quelques mois les douleurs sont devenues plus vives, intolérables.

La rotule est soulevée par des fongosités qui distendent le cul-de-sac synovial.

Le genou est globuleux et à demi fléchi.

Malgré l'immobilisation dans un plâtre, des injections profondes de chlorure de zinc, les symptomes s'accusent, les douleurs surtout sont extrêmement vives.

L'état général est assez bon ; rien aux poumons.

Résection du genou le 19 novembre 1894, avec l'assistance des Drs Vincent et Bolognesi.

Incision en U, ablation de la rotule, résection des deux épiphyses, à l'intérieur desquelles on trouve le tissu osseux complètement *ramolli* et d'aspect purulent. Avec la curette le fémur est complètement évidé à la hauteur de dix centimètres et réduit à une coque osseuse mince, recouverte du périoste. Le tibia est moins malade ; un évidement de six à sept centimètres paraît suffisant. Les fongosités très volumineuses sont enlevées avec soin et toute la synoviale est réséquée. Les coques osseuses sont suturées entre elles avec deux fils d'argent, le tendon rotulien avec des catguts — drainage, pansement iodoformé et appareil plâtré.

Les suites opératoires ont été des plus simples. Le plâtre a été changé le huitième jour, parce qu'il était traversé. Au bout

(1) No 1215, de la Statistique générale.

d'un mois guérison complète sans fistule. La consolidation est fort avancée, on applique un silicate et on permet la marche.

Un mois plus tard la consolidation est parfaite, la marche sans fatigue.

M. Delagénière revoit souvent cette malade ; elle n'a plus jamais souffert de son genou, elle marche autant qu'elle le désire et son état général est excellent.

OBSERVATION III (Inédite). — [H. DELAGÉNIÈRE] (1). — *Genou fléchi à angle droit. — Nombreux foyers tuberculeux dans les épiphyses. — Evidement. — Guérison.*

La nommée L..., Modeste, âgée de 37 ans, habitant Mamers est adressée au Dr Delagénière par le Dr de Paoli.

Cette femme souffre de son genou gauche depuis deux ans. Elle ne peut plus marcher ; son genou est fléchi presqu'à angle droit, la rotule soulevée par des fongosités qui distendent la synoviale. Les deux épiphyses très douloureuses à la pression, pas d'abcès ni de fistule.

Bon état général, rien aux poumons.

Résection du genou le 30 mars 1895. Sont présents : les Drs de Paoli, Claudot, Bolognesi et Peltier.

Incision en U, ablation de la rotule, résection des deux épiphyses dont le tissu medullaire est farci de petits foyers tuberculeux, évidemment des deux épiphyses dans une étendue de huit à neuf centimètres, excision des fongosités et de la synoviale, deux sutures osseuses aux fils d'argent, drainage, pansement iodoformé et appareil plâtré.

Suites des plus simples. La plaie a été guérie complètement au bout de dix jours.

La malade a quitté la Clinique le quinzième jour avec son appareil plâtré. Le Dr de Paoli a changé le plâtre le trente-cinquième jour, la consolidation était presque complète, il appliqua un appareil silicaté et permit la marche. La malade guérit parfaitement.

(1) N° 1325, de la Statistique générale.

Observation IV. (Inédite). — [H. Delagénière] (1).. — *Ramollissement étendu des os. — Guérison.*

La nommée L... Victoire, âgée de 25 ans, habitant Fresnay-sur-Sarthe, est adressée au Dr Delagénière par le Dr Horeau.

Elle a eu plusieurs fois des hydarthroses dans sa jeunesse. Depuis trois ans environ elle souffre constamment de son genou gauche ; la marche, d'abord difficile, devint impossible il y a un an.

Le genou est déformé, globuleux, fléchi ; la rotule disparaît dans des fongosités énormes qui distendent la synoviale ; pas de foyers purulents, ni fistules.

L'état général paraît satisfaisant ; toutefois on perçoit quelques craquements dans la région sus-claviculaire gauche.

Résection le 24 mai 1895 ; avec l'assistance des Drs Horeau, Bruneau, Vincent et Mangenot. Incision en U, ablation de la rotule, résection des 2 épiphyses au lieu d'élection. Excision des fongosités et de la synoviale. Le tissu médullaire des 2 épiphyses est ramolli et farci de foyers tuberculeux suppurés. Ces extrémités sont évidées dans une hauteur de 10 centimètres pour le fémur, de 6 centimètres pour le tibia. Les deux coques osseuses sont suturées au moyen de 2 fils d'argent, drainage, pansement iodoformé et appareil plâtré.

Les suites ont été des plus simples ; guérison de la plaie et suppression des drains au bout de quinze jours. Le plâtre est enlevé au bout d'un mois, et on constate alors que la consolidation est parfaite. Appareil silicaté et marche facile.

(1) N° 1379 de la statistique générale.

Observation V. (Inédite). — [H. Delagénière] (1). — *Ramollissement des os. — Evidement. — Guérison.*

Le nommé S... Emile, âgé de 18 ans, étudiant, est adressé au Dr Delagénière par le Dr Rocher (du Mans).

Ce malade est soigné depuis 3 ans pour une tumeur blanche du genou droit : immobilisation, révulsion.

Le genou est énorme, et les deux épiphyses sont considérablement augmentées de volume ; la jambe est en bonne direction; pas de fistule, mais poussées fébriles vespérales.

L'état général est médiocre ; le malade tousse.

Résection le 20 avril 1896 avec l'assistance des Drs Rocher et Vincent ; incision en U, ablation de la rotule ; section des condyles fémoraux et du plateau tibial au lieu d'élection : ces os sont ramollis et les travées osseuses remplies de pus couleur lie de vin. Evidement des 2 os dans une étendue de 10 centimètres, ablation des fongosités et de la synoviale. Suture des coques osseuses avec 2 fils d'argent, drainage, etc.

Suites très normales, guérison parfaite en 3 mois, consolidation complète et marche très facile.

(1) No 1700 de la statistique générale.

Observation VI. (Inédite). — [H. Delagénière] (1). — *Ramollissement considérable du tibia. — Destruction des cartilages. — Evidement. — Contre-ouverture et drainage. — Guérison.*

Le nommé L... Constant, demeurant à Tennie (Sarthe), âgé de 19 ans, est adressé au Dr Delagénière pour une tumeur blanche du genou gauche, dont le début remonte à trois ans et qui a subi de nombreuses poussées aiguës.

Le genou est énorme, globuleux, la peau tendue et lisse; demi-flexion; douleur vive au moindre mouvement; le tibia est très douloureux à la pression, dans sa moitié supérieure.

L'état général est satisfaisant; rien aux poumons.

Résection du genou le 18 mai 1896 avec l'assistance du Dr Vincent, incision en U, ablation de la rotule, section du fémur au-dessus des condyles; l'os paraît sain au-dessus de la section; les lésions sont surtout sous les cartilages qui ont disparu, en effet, par places. Du côté du tibia, les lésions sont plus considérables, le plateau tibial est réséqué; au-dessous, l'os est ramolli et d'aspect rougeâtre. Il est évidé à la curette dans toute sa moitié supérieure.

Afin d'éviter une longue incision des téguments une petite ouverture est faite à la peau sur la face interne du tibia, à la partie moyenne de la jambe : l'os est trépané en ce point; un long tube en caoutchouc est placé dans l'intérieur du tibia, à travers cet orifice, et remonte jusqu'à la surface de section de l'os. Extirpation soignée des fongosités et de la synoviale; suture des coques osseuses aux fils d'argent; pansement iodoformé et plâtre.

Les suites de cette opération sont des plus simples; le malade garde son appareil plâtré pendant 3 mois. Au bout de ce temps les drains sont complètement supprimés et on applique un appareil silicaté que le malade conserve jusqu'au 8 septembre.

A cette époque le genou est parfaitement solide, la marche facile et la guérison peut être regardée comme absolue.

(1) No 1731 de la statistique générale.

Observation VII. (Inédite). — [H. Delagénière] (1). — *Ramollissement des os. — Evidement. — Guérison.*

Le nommé M... Alexis, ouvrier fondeur, âgé de 32 ans, entre à la Clinique le 18 novembre 1896. Le malade souffre de son genou gauche depuis 18 mois seulement, mais depuis trois mois les douleurs sont intolérables ; il ne dort plus et sa santé s'altère.

Le genou est globuleux, très douloureux à la pression ; il est fléchi, la marche est absolument impossible. Le malade tousse et présente des craquements sous la clavicule gauche.

Résection du genou le 21 novembre 1896, avec l'assistance des Drs Bolognesi et Meyer. Incision en U, ablation de la rotule, section des 2 épiphyses ; les os sont ramollis mais ne contiennent pas de foyers de suppuration ; large excision des fongosités et de la synoviale remplie de pus, évidement des 2 os, drainage, pansement iodoformé et appareil plâtré.

Les suites opératoires sont très simples. Guérison complète sans fistule, et avec une consolidation parfaite au bout de 4 mois.

(1) No 1904 de la statistique générale.

OBSERVATION VIII. (Inédite). — [H. DELAGÉNIÈRE] (1). — *Ramollissement étendu des os. — Mauvais état général. — Evidement. — Guérison.*

Le nommé C... Eugène, âgé de 27 ans, demeurant à Alençon, entre à la Clinique le 25 janvier 1897.

Ce malade souffre de son genou droit depuis septembre 1895 ; il a des poussées aiguës fréquentes.

Le genou est déformé, très volumineux ; la moindre pression provoque une vive douleur, les extrémités du fémur et du tibia ont notablement augmenté de volume. L'état général est mauvais, le malade tousse et on trouve des râles aux 2 sommets.

Résection du genou le 29 janvier 1897, avec l'assistance des Drs Vincent et Meyer. Incision en U ; ablation de la rotule, section du fémur et du tibia au lieu d'élection. Ces os sont ramollis et présentent de nombreux foyers de tuberculose ; ils sont évidés à la curette dans une étendue de 8-10 centimètres chacun. Les fongosités sont excisées ainsi que la synoviale ; suture des coques osseuses avec des fils d'argent, drainage, pansement iodoformé, appareil plâtré.

Les suites sont des plus simples ; guérison parfaite sans fistule au bout de 3 mois. Le malade reprend son service en août 1897, et depuis n'a jamais souffert de son genou.

(1) No 1969 de la statistique générale.

Observation IX. (Inédite). — [H. Delagénière] (1). — *Foyers osseux très profonds. — Evidement. — Guérison.*

Le nommé G... Alexandre, âgé de 23 ans, habitant Flée (Sarthe), entre à la Clinique le 27 janvier 1898.

Il souffre du genou gauche depuis 18 mois, et depuis 3 mois il ne peut quitter le lit.

Le genou est globuleux, fléchi, les extrémités osseuses sont volumineuses et douloureuses à la pression ; la synoviale est moyennement distendue, par les fongosités.

Etat général satisfaisant ; rien aux poumons.

Résection du genou le 28 janvier 1898, avec l'assistance des Drs Bolognesi et Meyer. Incision en U, ablation de la rotule, section des 2 épiphyses, au lieu d'élection ; la section osseuse découvre des foyers osseux profonds qui nécessitent l'évidement des os, dans une étendue de 6 à 7 centimètres de chaque côté. Ablation des fongosités et de la synoviale, 2 sutures métalliques sur les coques osseuses, drainage, pansement iodoformé et appareil plâtré.

Suites très simples : au bout de 15 jours le drainage est supprimé, le plâtre changé ; le malade part chez lui pour 5 semaines. Il revient alors, la consolidation est parfaite et le genou en bon état ; on lui applique un appareil silicaté qu'il conserve un mois et avec lequel il marche très facilement. Au bout de ce mois, guérison complète.

(1) No 2373 de la statistique générale.

Observation X. (Inédite). — [H. Delagénière] (1). — *Foyers de suppuration dans les 2 os. — Evidement. — Guérison*

Homme de 31 ans est adressé par le Dr Coupey (de la Ferté-Bernard) pour une tumeur blanche du genou droit, datant de 2 ans, à forme fongueuse.

La résection du genou est pratiquée le 2 février 1898 ; après la section, les os présentent des foyers de suppuration qui nécessitent l'évidement en coque des 2 extrémités osseuses, dans une étendue de 5 à 6 centimètres. L'opération est terminée comme de coutume. Les suites sont très simples : au bout de 3 mois, le malade est complètement guéri, il marche facilement et son genou est parfaitement solide.

(1) No 2377 de la Statistique générale.

Observation XI. (Inédite). — [H. Delagénière] (1). — *Ramollissement et suppuration des os. — Evidement. — Guérison.*

Le nommé Ch... François, âgé de 24 ans, domestique, est adressé par le Dr Biaille, pour une tumeur blanche du genou gauche, à forme fongueuse et datant de 2 ans.

La résection est pratiquée le 22 février 1899, avec l'assistance des Drs Vincent et Meyer. Après section des épiphyses, les os sont trouvés ramollis et les travées osseuses remplies de pus ; un évidement de 5 à 6 centimètres est fait de chaque côté ; puis l'opération est terminée comme à l'ordinaire. Les suites sont normales : la guérison absolue, avec genou solide et marche facile est obtenue au bout de trois mois.

(1) N° 2870 de la Statistique générale.

Observation XII. (Inédite). — [H. Delagénière] (1). — *Ramollissement des os. — Fistulette au niveau d'un des fils de suture. — Guérison.*

La nommée G... Anna, âgée de 34 ans, domestique, est adressée par le Dr Antonin.

Cette malade souffre de son genou gauche depuis 2 ans ; et ne peut plus marcher depuis un an. Son genou est volumineux. Les extrémités osseuses sont grosses et douloureuses à la pression, l'articulation est dans une bonne attitude. L'état général est médiocre. La malade est obèse et on perçoit quelques craquements sous les clavicules.

Résection du genou le 2 mars 1900 avec l'assistance des Drs Legros, Lucas et Meyer. Incision en U. Ablation de la rotule, section des 2 épiphyses qui sont évidées dans une étendue de 7-8 centimètres. Excision des fongosités et de la synoviale. Suture des 2 coques osseuses avec 2 fils de nickel ; drainage ; pansement iodoformé et appareil plâtré.

Les suites opératoires sont simples ; la malade quitte la clinique en bonne voie de guérison au bout de 20 jours. Elle revient au bout d'un mois, la consolidation est parfaite, mais on lui applique un appareil silicaté qu'elle doit garder 1 mois. De retour chez elle, elle recommence à souffrir de son genou ; il se forme un abcès osseux au niveau d'un des fils de nickel. La malade rentre à la Clinique le 17 octobre 1900 ; on lui fait un curetage de son abcès et lui enlève son fil de nickel. La consolidation est parfaite ; elle s'appuie bien sur sa jambe.

La guérison définitive a été obtenue ensuite très rapidement ; en janvier 1901, elle était complète.

(1) N° 3353 de la Statistique générale.

Observation XIII. (Inédite). — [H. Delagénière] (1). — *Os ramollis. — Evidement — Guerison.*

Le nommé B... Isidore, âgé de 25 ans, est adressé au Dr Delagénière par le Dr Biaillé pour une tumeur blanche du genou gauche dont le début remonte à 18 mois. Il n'y a ni fistule, ni abcès périarticulaires.

La résection est faite le 13 septembre 1900 avec l'assistance des Drs Biaille et Meyer. Les os ramollis et farcis de foyers tuberculeux sont évidés dans une étendue de 5 centimètres de chaque côté ; puis l'opération est terminée comme à l'ordinaire.

Les suites sont des plus simples, et la guérison parfaite est obtenue au bout de 5 mois.

(1) N° 3611 de la Statistique générale.

Observation XIV. (Inédite). — [H. Delagénière] (1). — *Ramollissement étendu des 2 os. — Evidement. — Guérison.*

Le nommé B.... Charles, âgé de 18 ans, est adressé par le Dr Chopiriau pour une tumeur blanche du genou droit, ayant débuté, il y a environ deux ans, par une hydarthrose chronique. Le genou fléchi est très volumineux, ne présente ni fistule, ni abcès périarticulaire.

La résection est pratiquée le 3 octobre 1900 avec l'assistance des Drs Meyer et Conan. Les os sont ramollis et très friables et doivent être évidés complètement dans une étendue de près de 10 centimètres pour le tibia et de 6 pour le fémur ; l'opération est terminée comme d'habitude.

Les suites sont très simples ; le malade renvoyé chez lui au bout de 15 jours avec son plâtre. Il revient au bout d'un mois, sa jambe est solide, on lui applique un silicate.

Le 1er mars 1901, la guérison était complète.

(1) N° 3658 de la Statistique génerale.

IIe GROUPE

OBSERVATION XV. (Inédite). — [H. DELAGÉNIÈRE] (2). — *Abcès péri-articulaire, sans fistule. — Evidement. — Guérison.*

La nommée D..., chapelière, au Mans, est adressée par le Dr Persy, en février 1891, pour une tumeur blanche du genou droit.

L'état général est médiocre ; la malade, est au lit depuis 2 mois ; tousse beaucoup, et, à l'auscultation, on trouve de la rudesse et quelques petits râles sous la clavicule droite.

Le genou droit est tuméfié, à demi fléchi ; le moindre mouvement est douloureux. La malade souffre depuis 18 mois, mais depuis 6 mois ces douleurs se sont accrues, et l'état général a rapidement décliné.

En dedans, à la partie supérieure du tibia, on trouve un point ramolli, avec de la fluctuation bien nette : cet abcès s'est formé depuis 1 mois environ.

Opération le 12 février 1891 : avec l'assistance des Drs Vincent Persy et Bolognesi. Incision en U, ablation de la rotule, section du fémur au-dessus des 2 condyles, section du tibia au niveau de la tête du péroné.

Les os sont malades à une grande profondeur; évidement des

(1) N° 139 de la Statistique générale.

deux os dans une étendue de 10 centimètres, pour chacun: sutures avec des fils de soie, et des catguts sont placés sur le périoste et le tendon rotulien ; un drain est placé en arrière des os, traversant de part en part le creux poplité ; pansement iodoformé et appareil plâtré.

Suites opératoires des plus simples ; au bout de 15 jours, la plaie opératoire est guérie l'appareil plâtré est changé, la malade rentre chez elle.

A la fin de mars, le plâtre est enlevé ; la consolidation est parfaite. On applique un appareil silicaté et on permet la marche. A la fin d'avril, le silicate est enlevé.

Il s'est formé un petit abcès, à la partie interne du genou, au niveau du fil de soie ; il est incisé et le fil est retiré.

Depuis la malade n'a plus souffert de sa jambe. La malade est revue en juin 1900, jouissant d'une excellente santé et d'un membre parfait.

Observation XVI. (Inédite). — [H. Delagénière] (1). — *Abcès considérable à la face interne de la cuisse. — Curetage. — Evidement. — Guérison.*

La nommée G..., Ernestine, âgée de 24 ans, ouvrière à Fresnay (Sarthe), est adressée au Dr Delagénière, en décembre 1891, par le Dr Horeau pour une tumeur blanche suppurée du genou gauche.

L'état général est bon ; rien aux poumons ni au cœur.

Elle a commencé à souffrir du genou, il y a 3 ans ; la marche est devenue impossible depuis deux ans.

Le genou est volumineux, globuleux, fléchi à angle droit. On sent à la partie interne remontant jusqu'au milieu de la cuisse, un foyer suppuré qui menace la peau. Les extremités osseuses sont très douloureuses à la pression.

Résection du genou le 8 décembre 1891. Avec l'assistance des Drs Horeau, Bolognesi et de Paoli. Incision en U, ablation de la rotule ; section du fémur au-dessus des condyles et au niveau d'une cavité située à la partie externe et remontant à 3 centimètres au-dessus de la section du plateau tibial lequel est moins malade. Curage d'un abcès considérable remontant à 12 centimètres, à la face interne de la cuisse ; ablation de toutes les fongosités et de la synoviale. Evidement du fémur en gouttière ouverte à la partie externe, sur une hauteur de 10 centimètres. Drainage du creux poplité, de l'abcès, et de la gouttière. Sutures osseuses aux fils d'argent, pansement iodoformé et appareil plâtré.

Suites opératoires très simples : le plâtre est changé au bout de 3 semaines ; la consolidation se fait bien. Mais apparition de fistules en dedans, et en dehors. En mai 1892, curetage de ces fistules, attouchement au chlorure de zinc.

En décembre 1892, la guérison est totale et la malade marche tout à fait bien, le membre est parfaitement solide.

(1) No 328 de la Statistique générale.

Observation XVII. (Inédite). — [H. Delagénière] (1). — *Abcès péri-articulaire — Mauvais état général. — Suppuration persistante. — Accidents scarlatiniformes. — Mort par tuberculose pulmonaire.*

La nommée R..., Armandine, âgée de 18 ans, demeurant à Amné (Sarthe), est adressée au Dr Delagénière, par le Dr Choisnet de Loué, pour une tumeur blanche du genou droit. Cette malade souffre de son genou depuis 3 ans ; elle est tout à fait impotente depuis 1 an ; son genou est très déformé ; la synoviale distendue par des fongosités. Un abcès est perçu à la partie interne du genou et menace la peau.

L'état général est mauvais, la malade est étiolée et son sommet droit est atteint. Résection du genou le 20 novembre 1893, avec l'assistance des Drs Choisnet, Bolognesi et Salomon. Incision en U, ablation de la rotule, section du fémur et du tibia au lieu d'élection, excision des fongosités et de la synoviale. Suture osseuse aux fils d'argent, drainage, pansement iodoformé et appareil plâtré.

Les os sont spongieux, très ramollis et présentent une série de petits foyers tuberculeux qui nécessitent un évidement de 8-10 centimètres.

Les suites sont d'abord simples et tout s'annonce bien. Le 5e jour, frisson, T. 39°6 et angine; le lendemain éruption scarlatiniforme sur tout le corps, urines rares et albumineuses. On porte le diagnostic de scarlatine, Régime lacté; la fièvre tombe et tous les symptômes généraux ainsi que l'éruption ont disparu le 12e jour.

Mais la plaie donne lieu à un écoulement sanieux abondant. La malade présente des sueurs nocturnes et une toux incessante. Cet état dure 15 jours ; au bout de ce temps on constate de la desquamation aux orteils. La malade quitte la clinique pendant 2 mois ; pendant ce temps, très peu de modification du côté du genou qui

(1) N° 906 de la Statistique générale.

suppure toujours, la consolidation ne se fait pas ; les lésions pulmonaires s'accentuent à droite, et déjà on perçoit quelques craquements à gauche. Ces lésions vont en augmentant, malgré le séjour à la campagne, et les soins du Dr Choisnet. Dans le courant de juillet 1894, la malade est revue : l'état local est sensiblement le même : toujours un peu de suppuration et la consolidation reste imparfaite. Mais en décembre 1894, les lésions pulmonaires l'emportent et la malade meurt.

Observation XVIII. (Inédite). — [H. Delagénière] (1). — *Abcès dans le creux poplité. — Etat général mauvais avant l'opération. — Evidement. — Curage et drainage de l'abcès. — Guérison.*

Le nommé L... Armand, âgé de 21 ans, tourneur à Ceton, est adressé au Dr Delagénière par le Dr Soyez. Ce malade souffre de son genou depuis 18 mois ; depuis 6 mois la marche est impossible.

Le genou est tuméfié, à demi fléchi ; les épiphyses paraissent augmentées de volume ; la rotule est soulevée par des fongosités. Sous la peau du creux poplité on perçoit un abcès qui est sur le point de se faire jour au dehors.

L'état général est mauvais, le malade est amaigri ; mais ne présente rien aux poumons.

Résection du genou le 1er avril 1897 avec l'assistance des Drs Soyez, Bolognesi, Horeau et Meyer ; incision en U, ablation de la rotule, résection des épiphyses au lieu d'élection, la coupe osseuse est friable, nombreux foyers de tuberculose ramollis. Ces 2 épiphyses sont évidées dans une longueur de 5 centimètres chacune, excision des fongosités et de la synoviale très épaisse et le reste de l'opération comme à l'ordinaire.

Suites des plus simples.

Le 3 mai 1900, le malade marchait très bien et jouissait d'une excellente santé.

(1) No 2050 de la Statistique générale.

Observation XIX. (Inédite). — [H. Delagénière] (1). — *Abcès de la patte d'oie. — Os ramollis. — Fistule post opératoire guérie par un curetage. — Guérison complète.*

Le nommé T... Eugène, cultivateur demeurant à Brûlon (Sarthe), âgé de 27 ans, est adressé par le Dr Mascarel au Dr Delagénière.

Ce malade souffre de son genou depuis 2 ans ; la marche est devenue impossible.

Le genou est gonflé, en demi-flexion ; la rotule disparaît dans des fongosités qui distendent les culs-de-sacs synoviaux ; sous la patte d'oie on sent nettement la fluctuation d'un abcès. L'état général est encore satisfaisant.

Résection du genou le 28 février 1899, avec l'assistance des Drs Mascarel, Bolognesi et Meyer. Mode opératoire ordinaire ; les 2 os présentent plusieurs points malades et ramollis ; ils sont évidés. On termine comme d'habitude, en drainant et par un plâtre.

Au bout de 15 jours, le malade quitte la clinique et revient un mois après pour se faire renouveler son appareil : il y a un fil qui suppure. Le drain est supprimé un mois plus tard et il s'établit une fistule interne qui secrète régulièrement du pus. Le malade vient nous montrer la fistule, le 24 juin 1899 seulement ; nous faisons un curetage soigné du trajet, enlevons le fil de nickel et pratiquons une petite contre-ouverture sur la face interne du tibia. Le genou est parfaitement solide et le malade peut marcher.

Après 3 injections d'éther iodoformé, les trajets fistuleux ont disparu et, à la fin de l'année 1899, la guérison était complète.

(1) N° 2881 de la Statistique générale.

IIIe GROUPE

Observation XX. (Inédite). — [H. Délagénière] (1). — *Os ramollis, purulents. — Fistule au niveau de l'articulation. — Evidement épiphysaire. — Curetage de la fistule. — Guérison opératoire. — Mort par hémorragie cérébra .*

Le nommé L... François âgé de 62 ans, cultivateur demeurant à Sillé-le-Guillaume (Sarthe) est adressé par le Dr Fontaine.

Le malade souffre de son genou droit depuis 3 ans, et depuis 6 mois un abcès s'est ouvert à la partie interne de l'articulation ; et a donné naissance à une fistule qui coule sans cesse.

Le genou est tuméfié, énorme, en demi-flexion ; les extrémités osseuses sont douloureuses à la pression, la synoviale est surdistendue par des fongosités.

Résection du genou le 31 juillet 1891, avec l'assistance des Drs Fontaine. Vincent et Bolognesi. Incision en U, ablation de la rotule et section des épiphyses. Les os sont ramollis, spongieux et présentent de nombreux foyers de suppuration ; on les évide dans une étendue de 10 centimètres, la synoviale et toutes les fongosités sont réséquées, la peau qui entoure la fistule est excisée. Drainage, suture de la coque osseuse avec de gros catguts, pansement iodoformé et appareil plâtré.

(1) N° 254 de la Statistique générale.

Les suites opératoires sont simples; toutefois légère élévation de la température les 5 ou 6 premiers jours. Au bout d'un mois, le plâtre est changé, et déjà il y a un commencement notable de consolidation, mais le tube placé en dedans de l'articulation au niveau de l'ancienne fistule donne lieu à un écoulement purulent assez abondant. Le malade retourne chez lui et est soigné pendant deux mois par le Dr Fontaine. Au bout de ce temps la consolidation est parfaite malgré l'écoulement purulent qui persiste ; un appareil silicaté est alors appliqué pour permettre la marche, en maintenant une ouverture pour la fistule. Au bout de 6 semaines le silicate est enlevé, la jambe est solide, mais la fistule donne toujours du pus. En décembre 1891, celle-ci est curetée et guérit peu après.

Le malade a repris ses occupations de cultivateur et la consolidation est parfaite.

Il est mort en 1900 d'une hémorragie cérébrale ; « la jointure n'avait jamais bronché depuis l'opération » a dit le Dr Fontaine.

Observation XXI. (Inédite). — [H. Delagénière] (1). — 1re *Résection suivie de non consolidation et de fistules.* — 2e *Résection.* — *Evidement épiphysaire.* — *Guérison.*

Le nommé C... Henri, âgé de 19 ans, habitant Melleray (Sarthe), vient consulter en janvier 1893. Il y a 4 mois, il a subi, à la Maison Dubois à Paris, la résection du genou droit, mais à la suite de cette opération des fistules cutanées se sont établies, de nombreux points sont douloureux et la consolidation n'a pas été obtenue.

Nouvelle résection du genou le 16 janvier 1893, avec l'assistance des Drs Bolognesi (du Mans) et Bolognesi (de Paris). Incision en H et dissection des 2 lambeaux ; section du fémur à 2 doigts au-dessus de la néarthrose, section de tout le plateau tibial, nettoyage des fongosités et des débris de la synoviale. Evidement du fémur sur une longueur de 8 centimètres et du tibia sur une longueur de 6 centimètres. Sutures osseuses aux fils d'argent, pansement iodoformé et appareil plâtré.

Au bout de 10 jours, le plâtre est changé ; le suintement étant très abondant. A la fin de février, nouvel appareil plâtré ; la consolidation se fait bien et le malade quitte la clinique.

A deux reprises, en août et en octobre 1893, curetage des 2 fistules osseuses situées l'une à la partie interne du genou, l'autre au creux poplité.

En janvier 1894, guérison définitive.

Le malade est revu au mois de juin 1894, en parfait état de santé, guéri de ses fistules et avec une jambe très solide.

(1) N° 612 de la Statistique générale.

Observation XXII. (Inédite). — [H. Delagénière] (1). — *Série d'abcès suivis de fistules. — Os remplis de fongosités tuberculeuses. — Guérison complète.*

La nommée B..., Félicité, âgée de 40 ans, demeurant à Chérancé (Sarthe) est adressée au Dr Delagénière par le Dr Bolognesi.

Cette malade souffre de son genou gauche depuis de longues années ; la première poussée aiguë remonterait à 5 ans ; depuis 2 ans, la marche est devenue impossible, et à plusieurs reprises il s'est formé des abcès suivis de fistules.

Le genou est très déformé, le tibia luxé en arrière ; on trouve autour de l'articulation plusieurs orifices de fistules ; la jambe est atrophiée et le pied déformé.

L'état général est assez bon ; aucun signe pulmonaire.

Résection du genou le 21 septembre 1894 avec l'assistance du Dr Bolognesi. Incision en U, ablation de la rotule et section des 2 épiphyses ; les os sont très malades. Ils sont creusés de deux gros foyers tuberculeux remplis de fongosités ; en dehors de ces foyers principaux existent des foyers secondaires moins importants mais surtout cet état spécial spongieux et purulent qui se trouve dans les vieilles tumeurs blanches. Evidement des extrémités des 2 os de 10 centimètres pour le fémur et de 8 centimètres pour le tibia ; excision des fongosités et de la synoviale. Suture de la coque osseuse aux fils d'argent, du tendon rotulien au catgut.

Un 1er drain est placé dans le creux poplité ; un second latéralement. Les orifices cutanés des fistules sont réséqués. Pansement iodoformé et appareil plâtré.

Les suites opératoires ont été des plus simples : le plâtre a été changé le 15e jour ; le 25e jour la malade a quitté la clinique pour aller passer un mois chez elle. Au bout de ce temps, la consolidation était parfaite, les fistules fermées ; on met un appareil silicaté lequel est enlevé au bout de 15 jours.

En janvier 1896, la malade était en parfait état de santé ; sa jambe était très solide.

(1) N° 1178 de la statistique générale.

Observation XXIII. — (Inédite). — [H. Delagénière]. — *Enfant de 3 ans. Genou très déformé. — Fistules suppurées. — Os très malades. — Résection. — Évidement. — Marche possible, mais flexion de la jambe sur la cuisse.*

Le nommé L.., Raymond. âgé de 3 ans, demeurant à Sarcé (Sarthe), est adressé par le Dr Candé, au Dr Delagénière.

Cet enfant souffre depuis un an de son genou gauche ; depuis 6 mois la marche est impossible, les douleurs continuelles et la santé s'altère. Le genou est déformé, en flexion et présente une fistule suppurante à la face interne ; la synoviale est distendue par des fongosités qui soulèvent la rotule.

L'état général est médiocre ; cependant aucun signe de tuberculose pulmonaire.

Résection le 25 juillet 1895, avec l'assistance des Drs Candé Bolognesi et Ledrain : incision en H, et dissection des 2 lambeaux. Ablation de la rotule, puis section très bas du fémur de façon à conserver le cartilage diarthrodial. Les portions excisées des condyles sont farcies de foyers tuberculeux ramollis. Du côté du tibia les lésions sont beaucoup plus accentuées ; le plateau est réséqué au siège d'élection ; l'os est ramolli, spongieux, suppuré ; il est évidé dans une longueur de 8 centimètres environ, en ne conservant que la coque osseuse ; excision des fongosités et de la synoviale.

Drainage, pansement iodoformé et appareil plâtré.

Les suites opératoires sont des plus simples. Au bout de 2 mois la consolidation est parfaite et le genou guéri sans fistule. Mais on s'aperçoit déja que la jambe se fléchit sur la cuisse.

Le 4 novembre, l'enfant est revu ; l'état général est excellent ; il ne souffre plus de son genou et marche sans fatigue ; mais la flexion de la jambe sur la cuisse s'est accentuée ; le raccourcissement est de 4 centimètres environ.

(1) N° 1441 de la statistique générale.

Observation XXIV. (Inédite). — [H. Delagénière]. (1). — *Série d'abcès. — 4 fistules au moment de l'opération. — Evidement. — Curetage des fistules. — Consolidation parfaite.*

Le nommé H.., Ernest, âgé de 35 ans, ouvrier fondeur est adressé au Dr Delagénière en janvier 1896 pour une tumeur blanche du genou gauche.

Cet homme souffre de son genou depuis plus de 3 ans ; il a présenté plusieurs poussées aiguës, qui se sont terminées par la formation d'abcès puis de fistules.

Actuellement le genou est déformé, le fémur fait une forte saillie en dedans ; il existe 4 fistules cutanées qui donnent issue à du pus ; 3 de ces fistules sont situées à la face interne du genou, l'autre en dehors. La marche est impossible et les douleurs très vives.

L'état général est bon ; rien aux poumons.

Résection du genou le 7 janvier 1896 avec l'assistance des Drs Bolognesi et Maugenot. Incision en U, ablation de la rotule, des fongosités et de la synoviale. Section des os ; évidement du fémur dans une étendue de 6 centimètres et du tibia dans une étendue de 8 centimètres. Suture de la coque osseuse aux fils d'argent. Drainage, pansement iodoformé et appareil plâtré.

Au 22e jour, le plâtre est changé : la consolidation s'annonce bien. Un mois plus tard le malade rentre à la clinique pour une petite fistule qui conduit à un des fils d'argent. On l'incise et on nettoie ; le fil est retiré ; on permet la marche avec un petit appareil silicaté qu'on supprimera dans un mois.

Le 8 avril 1896, le malade est revu en parfaite santé ; il n'a jamais souffert de son genou et a pu reprendre son métier d'ouvrier fondeur.

(1) N° 1598 de la statistique générale.

(OBSERVATION XXV. (Inédite). — [DELAGÉNIÈRE] (1). — *Enfant de 10 ans. — Abcès et fistules au niveau de l'articulation. — Résection. — Evidement. — Curettage des fistules. — Guérison complète.*

La nommée L... Noémie, âgée de 10 ans, entre à la Clinique dans les premiers jours d'avril 1896.

Depuis 1890, le Dr Delagénière donne ses soins à cette enfant qui, à cette époque, présentait une tumeur blanche du genou insuffisamment soignée; le genou était en flexion, les muscles de la cuisse atrophiés, le tibia à demi luxé sous le fémur. M. Delagénière fait successivement plusieurs redressements forcés, sous le chloroforme, suivis de l'application d'un appareil plâtré; autour des foyers osseux il pratique plusieurs fois des injections de chlorure de zinc de Lannelongue, qui paraissent, pendant un temps, avoir un heureux effet. Mais en 1895 il se forme un abcès au niveau de la partie supérieure du tibia; on l'incise, on fait un curage de l'os, toujours en maintenant celui-ci dans un appareil plâtré; et ce premier foyer guérit. Mais, à la fin de 1895, nouveaux abcès au niveau du condyle interne du fémur : incision et nouvel appareil plâtré. L'état général de la petite malade va toujours en s'aggravant, les symptômes pulmonaires apparaissent.

Le 15 avril 1896, résection du genou avec l'assistance des Drs Bolognesi, Claudot et Mangenot. Incision en U, ablation de la rotule. Section du fémur aussi bas que possible, et du tibia en n'enlevant que le plateau. Evidement des deux os dans une étendue de 4 à 5 centimètres; excision des fongosités et de la synoviale; suture des coques osseuses aux fils d'argent, drainage, pansement iodoformé et appareil plâtré.

Les suites sont des plus simples : la malade guérit rapidement et sans incident, la consolidation est parfaite au bout de six semaines.

Depuis elle n'a jamais souffert de sa jambe et marche sans fatigue.

En mai 1900, les symptômes pulmonaires paraissent atténués; la malade mange bien et tousse moins. La jambe est en très bon état.

(1) N° 1693 de la Statistique générale.

Observation XXVI. (Inédite). — [Delagénière] (1). — *Abcès volumineux et fistules. — Evidement. — Guérison.*

Le nommé G... Théophile, âgé de 46 ans, ouvrier à La Ferté-Bernard (Sarthe), nous est adressé par le Dr Moreau.

Ce malade souffre de son genou droit depuis deux ans ; a subi plusieurs poussées aiguës qui deux fois amenèrent la formation d'abcès puis de fistules.

Le genou est très déformé, et présente sur sa face interne deux orifices de fistules ; les mouvements sont douloureux, les épiphyses paraissent volumineuses, la rotule est soulevée par des fongosités considérables qui distendent les culs-de-sacs synoviaux.

Résection du genou le 16 novembre 1897 avec l'assistance des Drs Vincent, Claudot et Meyer. Incision en U, ablation de la rotule, des fongosités et de la synoviale ; section des épiphyses et évidement dans une étendue de 10 centimètres environ sur chaque os. Sutures osseuses aux fils d'argent, drainage. Pansement iodoformé et appareil plâtré.

Le 15e jour, le malade rentre chez lui avec son plâtre. En mars 1898, le malade marchait bien et avait une jambe très solide.

(1) N° 2301 de la Statistique générale.

Observation XXVII. (Inédite). — [Delagénière] (1). — *Nombreux trajets fistuleux. — Nombreux foyers de suppuration intra-osseux. — Etat général très grave. — Après l'opération, consolidation presque complète, mais mort par tuberculose pulmonaire.*

Le nommé R... Gustave, âgé de 28 ans, demeurant à Bouloire (Sarthe), est adressé au Dr Delagénière par le Dr Breteau.

Ce malade souffre de son genou droit depuis deux ans. Le genou est volumineux et globuleux, l'articulation disloquée ; tout autour existent des trajets fistuleux. La rotule est soulevée par des fongosités qui distendent les culs-de-sacs synoviaux.

L'état général est mauvais ; le malade est amaigri ; il présente des symptômes non douteux de tuberculose pulmonaire : tous les soirs, élévation de température, entre 38° et 38°4. Il souffre surtout la nuit.

La résection du genou est pratiquée le 21 décembre 1897 avec l'assistance des Drs Breteau et Meyer. Incision en U, ablation de la rotule ; section des épiphyses au lieu d'élection. Les os présentent des foyers suppurés nombreux qui nécessitent un évidement complet des diaphyses, dans une longueur de 12 centimètres pour le fémur et de 14 centimètres du côté du tibia. A l'extrémité de ces évidements, en dedans pour le tibia, en dehors pour le fémur, on pratique une contre ouverture osseuse et cutanée par laquelle on fait sortir l'extrémité de deux longs drains dont l'autre extrémité arrive au niveau de la section osseuse. Incision des fongosités et de la synoviale. Les deux coques osseuses très minces et très friables sont suturées par quelques points de gros catguts. Pansement iodoforme et appareil plâtré.

Au bout d'un mois le malade quitte la clinique très amélioré ; il n'y a pas encore de consolidation et les drains donnent toujours beaucoup de pus. Un mois plus tard, il rentre pour faire changer

(1) N° 2341 de la Statistique générale.

son appareil plâtré : il y a encore de la mobilité au niveau de la la résection, néanmoins la consolidation paraît se faire ; la suppuration est toujours très abondante. Les symptômes pulmonaires persistent.

En novembre 1898, la suppuration n'existait presque plus, mais la toux avait augmenté.

En octobre 1899, le malade meurt de tuberculose pulmonaire.

Observation XXVIII. (Inédite). — [Delagénière]. — *Abcès puis fistule à la partie interne du genou. — Evidement. — Consolidation parfaite.*

Le nommé V... Anatole, cultivateur, âgé de 23 ans, entre à la Clinique le 20 février 1900.

Ce malade souffre de son genou gauche depuis deux ans ; il a eu des poussées aiguës dont une, il y a un an, a déterminé la formation d'un abcès puis d'une fistule.

Actuellement le genou est volumineux, en demi flexion, très douloureux à la pression, et présente un trajet fistuleux à la partie interne du creux poplité.

L'état général est mauvais ; il existe des signes stéthoscopiques non douteux de tuberculose pulmonaire.

Résection du genou le 23 février 1900 avec l'assistance des Drs Meyer et de Trolong.

Incision en U, ablation de la rotule, section des deux os au lieu d'élection ; on trouve des foyers suppurés dont un très important dans l'épaisseur du tibia. Evidement des deux os dans une étendue de 8 à 10 centimètres. Excision des fongosités et de la synoviale ; sutures osseuses aux fils de nickel.

Drainage. Pansement iodoformé et appareil plâtré. Ecoulement purulent assez abondant par les drains; au bout de quatre semaines, la consolidation est cependant presque complète. En janvier 1901, on lui fait un curetage de ses fistules et on lui enlève ses fils de nickel.

La consolidation est parfaite, et les signes pulmonaires s'atténuent.

(1) N° 3346 de la Statistique générale.

Observation XXIX. (Inédite). — [Delagénière] (1). — *Suppuration avec fistules. — Mauvais état général. — Consolidation par faite après la résection, mort par méningite tuberculeuse.*

La nommée M..., âgée de 38 ans, est adressée au Dr Delagénière par le Dr Cosnard.

Cette malade souffre de son genou gauche depuis plus de 4 ans. A plusieurs reprises elle a présenté des poussées aiguës dont plusieurs se sont terminées par des abcès puis par des fistules.

Le genou est très déformé, en demi flexion, les os volumineux et douloureux à la pression.

Dans le creux poplité, on sent un abcès assez volumineux ; en dedans de l'articulation existent deux fistules cutanées qui se portent vers le plateau tibial ; en dehors, deux autres fistules à trajet indéterminé.

L'état général est mauvais : la malade tousse, a de la fièvre le soir et est très amaigrie.

Résection du genou le 28 avril 1900 avec l'assistance des Drs Cosnard et Meyer. Incision en U, ablation de la rotule et section des os au lieu d'élection. Puis, en raison de l'étendue des lésions osseuses, évidement complet dans une étendue de plus de 10 centimètres de chaque côté.

Ouverture et curetage de deux abcès l'un dans le creux poplité l'autre à la face interne de la cuisse.

Excision des fongosités et de la synoviale; sutures osseuses aux fils de nickel. Pansement iodoformé et appareil plâtré.

Les suites sont simples; cependant la malade conserve de la température le soir. Au 20e jour la consolidation s'annonce bien, et un mois plus tard elle était complète ; mais les drains ont laissé des trajets fistuleux qui coulent constamment.

(1) No 3434 de la Statistique générale.

La malade peut marcher; mais l'état général reste toujours très mauvais. Les fistules osseuses ont été curettées plusieurs fois et la consolidation est parfaite.

En janvier 1900, la malade rentre à la Clinique pour ses fistules qui suppurent toujours : le genou est en bon état; curetage de ces fistules ; il existe, dans la région lombaire gauche, un volumineux abcès froid.

Peu de jours après, la malade rentre chez elle et meurt avec tous les symptômes d'une méningite tuberculeuse.

IVe GROUPE

Observation XXX (Inédite). — [H. Delagénière] (1). — *Abcès et fistules. — Ostéomyélite du tibia. — Séquestres. — Résection. — Evidement. — Consolidation parfaite.*

Le nommé E... Henri, âgé de 18 ans, clerc de notaire est adressé au Dr Delagénière par le Dr Pasdeloup.

Ce malade souffre de son genou depuis plusieurs années ; il a fait, à plusieurs reprises, des poussées d'ostéomyélite dans l'épiphyse du tibia. L'articulation elle-même n'a pas tardé à être envahie et une tumeur blanche a évolué avec ses points douloureux.

Le genou droit est volumineux, en demi-flexion, le moindre mouvement provoque de la douleur à la partie interne du tibia ; à 10 centimètres au-dessous de la tubérosité antérieure du tibia, on trouve l'orifice d'une fistule qui conduit à l'os.

L'état général est bon ; rien aux poumons.

Résection du genou le 24 mars 1896, avec l'assistance des Drs Bolognési, Pasdeloup et Mangenot. Incision en H, ablation de la rotule soulevée par des fongosités considérables, section des condyles fémoraux au lieu d'élection et évidement du fémur, dont le centre est rempli de foyers tuberculeux, dans une étendue de 4 à 5 centimètres, section du plateau tibial : on tombe sur une cavité anfractueuse remplie de pus et contenant un séquestre ; l'incision est

(1) N° 1676 de la Statistique générale.

prolongée sur la face interne du tibia, et l'os est évidé en gouttière dans toute sa moitié supérieure; on enlève un volumineux séquestre.

Ablation des fongosités et de la synoviale, sutures aux fils d'argent, drainage, tamponnement de la gouttière tibiale, pansement iodoformé, appareil plâtré.

Les 4 premiers jours, 38° le soir, puis tout rentre dans l'ordre. Le 15e jour, le plâtre est changé et le malade repart chez lui pour un mois. Au bout de ce temps la consolidation est complète, la gouttière tibiale bourgeonne et se comble ; on change le plâtre. Un mois plus tard la guérison est parfaite, le malade n'a plus jamais souffert de sa jambe.

Il marche sans fatigue, la consolidation est absolue.

Observation XXXI. (Inédite).— [H. Delagénière (1).— *Abcès et fistules. — Ostéomyélite du tibia et du fémur. — Résection. — Evidement. — Consolidation.*

Le nommé H..., âgé de 23 ans, est adressé par le Dr Jouis au Dr Delagénière.

Ce malade a souffert depuis l'âge de 14 ans, de poussées douloureuses du côté de son tibia droit et de son fémur du même côté. A l'âge de 16 ans, il vit se former un abcès à la partie supérieure du tibia; cet abcès fut incisé et donna naissance à une fistule. Deux ans plus tard, seconde poussée d'ostéomyélite du côté du fémur et formation d'une fistule à la partie interne du creux poplité. Cette poussée fut suivie d'une accalmie qui dura deux ans. Au bout de ce temps, nouvelle poussée du côté du tibia et épanchement considérable dans le genou qui est traité, sans succès d'ailleurs, par l'immobilisation, la compression et les révulsifs. Les douleurs continuent et le genou se déforme.

C'est à ce moment que le malade arrive à la Clinique. Le genou est volumineux, à demi-fléchi ; il existe deux fistules cutanées, situées en dedans et qui paraissent venir de lésions situées en dehors de l'articulation ; la moitié inférieure du fémur est énorme, le tibia a, aussi, considérablement augmenté de volume dans ses 2/3 supérieurs ; la rotule disparaît dans des fongosités qui distendent les culs-de-sacs de la synoviale.

L'état général est mauvais ; le malade tousse ; c'est un obèse, dont le cœur fonctionne mal ; les bruits sont faibles et mal frappés.

Résection du genou le 14 février 1899, avec l'assistance du Dr Meyer. Incision en H, dont une des branches sera prolongée en bas sur le tibia et l'autre en haut sur le fémur. Ablation de la

(1) N° 2855 de la Statistique générale.

rotule et section des 2 épiphyses au lieu d'élection ; le tibia est de suite évidé dans ses 2/3 supérieurs ; en faisant sauter la face interne, on retire un vieux séquestre central ; le nouvel os est épais et résistant seulement dans l'étendue de la diaphyse, la coque de l'épiphyse est, au contraire, très mince et friable.

Du côté du fémur, les lésions sont moins étendues ; cependant l'évidement de toute l'épiphyse et d'une partie de la diaphyse est nécessaire, pour enlever un petit séquestre central et pour ouvrir un petit abcès osseux enkysté au-dessus ; la partie inférieure du fémur est transformée en gouttière ouverte en dehors. On enlève avec soin les fongosités et la synoviale ; les coques osseuses très minces sont suturées aux fils de nickel ; un drain est placé en travers, derrière les 2 os ; puis les gouttières osseuses sont tamponnées à la gaze iodoformée, pansement iodoformé et appareil plâtré.

Les suites de cette opération ont été simples ; le malade s'est rapidement rétabli. Au bout de 1 mois, il quitte la Clinique et reste 5 semaines chez lui ; il revient alors faire changer son plâtre : les gouttières tibiale et fémorale bourgeonnent et sont en bonne voie de guérison ; le genou commence à se consolider mais il sort encore du pus par le drain transversal. On change son appareil plâtré et on le renvoie chez lui.

En Décembre 1899, la guérison était complète.

CONCLUSIONS

L'évidement osseux pratiqué au cours de la résection du genou pour les tumeurs blanches graves offre un triple avantage.

1° Il évite, au malade, une amputation.

2° Il permet d'aller atteindre le mal aussi loin que possible, avec un minimum de lésion opératoire.

3° En conservant au malade de larges surfaces osseuses, il lui assure, pour l'avenir, un membre solide et parfait.

BIBLIOGRAPHIE

ALBERTIN. — Traitement de la tuberculose du genou par les méthodes sanglantes combinées [*Congrès français de Chirurgie*, 1894].

ALDIBERT. — *Revue mensuelle des maladies de l'enfance*. T. X., 1892,

J. BŒCKEL. — Résection du genou. *Société de Chirurgie*, 1881.

— *Gazette médicale de Strabourg*, 1889, 1891, 1893.

— *Bulletin de l'Académie de médecine*, 19 février 1889.

— *Archives provinciales de Chirurgie*, 1893.

CALOT. — Traitement local des tuberculoses externes [*Archives provinciales de Chirurgie*, 1900].

GLÜCK. — *Archiv. fur. Klin. Chir.* Berlin, 1880-1881.

LUCAS-CHAMPIONNIÈRE. — Resection du genou. *Société de Chirurgie*, 1889. *Bulletin Académie de Médecine*, 27 mai 1902. *Journal médecine et chirurgie*, 25 juin 1902.

MARION. — *Société anatomique de Paris*, 1900.

MAUCLAIRE. — Maladies inflammatoires des articulations. *Traité de Chirurgie*. Le Dentu et Delbet T. III

OLLIER. — *Traité des résections*, T. III.

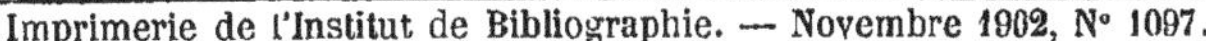

Imprimerie de l'Institut de Bibliographie. — Novembre 1902, N° 1097.

www.ingramcontent.com/pod-product-compliance
Ingram Content Group UK Ltd.
Pitfield, Milton Keynes, MK11 3LW, UK
UKHW022130260726
13993UKWH00003B/1355